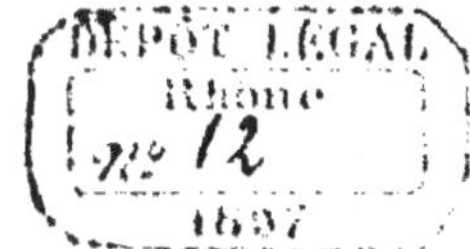

Dʳ Edouard BARRAL

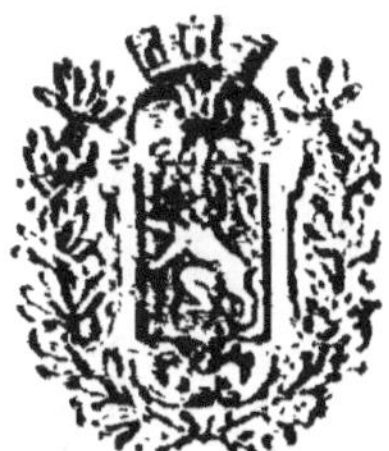

INVERSION
DE LA VAGINALE

DANS LE

TRAITEMENT DE L'HYDROCÈLE

A.-H. STORCK, ÉDITEUR
LYON

Dʳ Edouard BARRAL

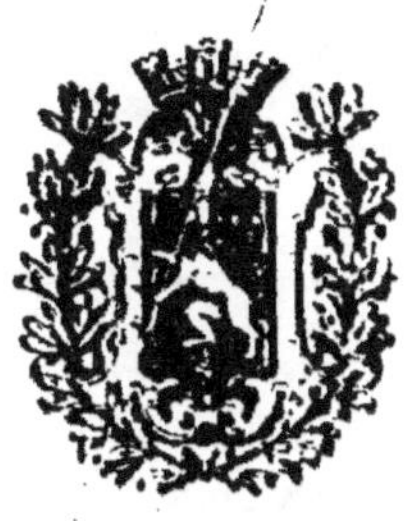

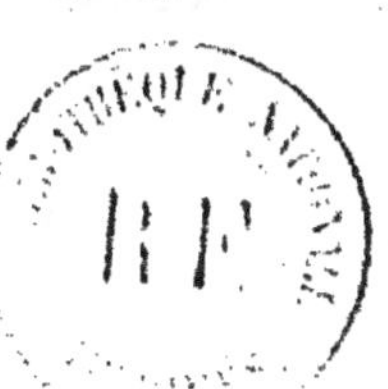

INVERSION
DE LA VAGINALE

DANS LE

TRAITEMENT DE L'HYDROCÈLE

A.-H. STORCK, ÉDITEUR
LYON

INTRODUCTION

L'avénement des méthodes antiseptiques qui a profondément modifié la thérapeutique chirurgicale a fait, dans ces dernières années, réhabiliter nombre d'interventions abandonnées, en raison des accidents septiques aùxquels elles exposaient.

C'est ainsi que dans le traitement de l'hydrocèle, l'incision de la tunique vaginale fut probablement le traitement le plus anciennement employé.

Rejeté à cause des complications inflammatoires, on lui préféra, jusqu'à ces derniers temps, les méthodes plus innocentes des ponctions et des injections irritantes.

Il semble, qu'à l'heure actuelle, l'emploi du bistouri revienne en honneur. Nous n'en voulons comme preuve que la multiplicité des méthodes opératoires préconisées depuis ces quinze dernières années.

L'une d'entre elles, des plus récentes, simple dans son manuel opératoire, rapide dans son exécution, nous a particulièrement séduit. Nous voulons parler de la méthode de cure radicale de l'hydrocèle par l'inversion ou le retournement de la vaginale. Pratiqué plusieurs fois dans le service de M. le professeur Poncet, nous avons pu

E. BARRAL.

1

apprécier les avantages immédiats et éloignés de ce procédé, et nous sommes particulièrement reconnaissant à ce Maître d'avoir bien voulu nous autoriser à colliger les documents recueillis dans son service et à les grouper dans une étude d'ensemble.

Qu'il nous soit donc permis ici de le remercier de son obligeante amabilité et de l'honneur qu'il nous a fait en acceptant la présidence de cette thèse.

Nous exprimons toute notre gratitude à nos maîtres de la Faculté et des Hôpitaux, pour les savantes et magistrales leçons qu'ils nous ont enseignées.

Nous remercions le docteur Carence chirurgien en chef, et le docteur Guiol, médecin en chef des hospices civils de Toulon, pour l'amabilité avec laquelle ils nous ont reçu dans leur service et fait profiter de leur enseignement.

Nous tenons aussi à donner un témoignage de notre estime et de notre reconnaissance à l'élève si distingué du professeur Poncet, actuellement son chef de clinique, au docteur Villard, pour la bonne grâce parfaite avec laquelle il a toujours mis à notre service son savoir et son dévouement (1).

Nous diviserons notre travail en quatre chapitres. Un premier comprenant l'étude des différents procédés opératoires mis habituellement en usage dans le traitement de l'hydrocèle ; un deuxième dans lequel nous exposerons les détails de la méthode de l'inversion de la vaginale ; et enfin les deux derniers auront trait à l'exposé de nos observations et aux indications spéciales du procédé.

---

(1) M. Briau, interne des hôpitaux, a bien voulu mettre à notre disposition son talent de dessinateur et reproduire la figure intercalée dans le texte : qu'il reçoive nos sincères remerciements.

CHAPITRE PREMIER

DES DIFFÉRENTS PROCÉDÉS DE TRAITEMENT DE L'HYDROCÈLE

Les procédés chirurgicaux dirigés contre l'hydrocèle remontent à la plus haute antiquité ; et nombre d'entre eux actuellement en faveur étaient connus des anciens. C'est ainsi que l'incision était pratiquée par Celse, Chelius, Guy de Chauliac et Ambroise Paré. Abandonnées dans la suite pour des méthodes moins hardies, telles que les ponctions dont la valeur fut surtout mise en lumière par Velpeau, les méthodes sanglantes sont de nouveau remises en honneur sous le couvert de l'antisepsie.

Les procédés opératoires sont à l'heure actuelle très nombreux. Des travaux multiples ont paru sur la question, préconisant telle ou telle manière de faire. De ceux-ci nous ne rapporterons que les principaux. Citons les mémoires de Volkman, de Bramann, d'Augagneur (1) qui s'est fait dans notre pays le défenseur de la cure

(1) *Gazette hebdomadaire*, 1886.

radicale ; les articles de Reclus (1), de Duplay (2), de Nicaise (3) sur le même sujet.

Enfin plus près de nous, nous mentionnerons les thèses de Ponsard (4), de Perrion (5), de Fontvieille (6), enfin la thèse toute récente de Bourguinaud (7) sur le traitement chirurgical de l'hydrocèle.

Nous ne voulons point dans ce travail exposer en détail tous les procédés opératoires ; nous nous proposons seulement de grouper ensemble les plus semblables, de les exposer d'une façon simple afin de nous permettre d'en discuter la valeur comparativement avec l'inversion de la vaginale, méthode nouvelle connue seulement depuis les travaux de Jaboulay et Bérard (8) et une courte note de M. Doyen, de Reims (9).

On peut diviser les différentes méthodes de traitement de la vaginalite chronique en deux groupes : les méthodes non sanglantes et les méthodes sanglantes.

I. — MÉTHODES NON SANGLANTES

Si l'incision chirurgicale de la vaginale est plus ancienne, les méthodes non sanglantes ont été au contraire beaucoup plus fréquemment employées et dans la première

---

(1) *Bull. soc. chirurgie*, 1886, *Sem. med.* 1887.
(2) *Traité de path. ext.*
(3) *Revue de chirurgie*, 1888.
(4) Thèse, Paris 1893.
(5) Thèse, Paris 1895.
(6) Thèse, Paris 1891.
(7) Thèse, Paris 1896.
(8) *Province médicale*, 1895.
(9) *Archives provinciales de chirurgie*, 1895.

moitié du siècle on peut dire qu'elles étaient seules en honneur. Ces méthodes sont : les ponctions avec ou sans injections irritantes consécutives.

a). — *Ponction simple.* C'est là un procédé que nous ne ferons que signaler en passant, étant donné ce fait qu'il est purement palliatif et s'accompagne presque invariablement de récidive.

Il consiste dans la simple évacuation de la collection liquide au moyen d'un trocart.

On a érigé en méthode les ponctions simples répétées. Le plus grand défaut de cette manière de faire est de favoriser la transformation en hématocèle de l'hydrocèle simple.

b) Ponction avec injection irritante. — Dans cette méthode on se propose, après l'évacuation du liquide de créer une inflammation adhésive des deux feuillets de la vaginale pour que, dans la suite, un accolement intime se fasse, entre la séreuse pariétale et la séreuse viscérale, et que la cavité virtuelle qui existe normalement soit définitivement oblitérée, empêchant ainsi toute formation d'un nouvel épanchement liquide.

Le manuel opératoire de cette intervention consiste dans l'évacuation du liquide par une ponction préalable; puis dans l'introduction au moyen de la canule du trocart d'une certaine quantité de liquide irritant dans la cavité séreuse.

La substance employée le plus souvent est la teinture d'iode soit pure comme l'emploient Duplay, Langenbeck, Kocher, soit diluée du tiers (Velpeau) ou de moitié

(Gosselin). Lugol utilise une solution additionnée d'iodure de potassium, et c'est celle à laquelle on a recours dans les hôpitaux de Lyon.

La quantité de liquide injectée dans la vaginale varie de 50 à 300 centimètres cubes. Mais la dose la plus souvent employée est de 150 grammes. On laisse le liquide en contact avec la vaginale pendant un laps de temps variable suivant les auteurs, mais qui est ordinairement de cinq minutes. Au bout de ce temps, il faut évacuer en totalité la solution iodée pour éviter des phénomènes inflammatoires trop intenses, tels par exemple que l'infiltration du tissu cellulaire des bourses par diffusion des liquides caustiques et sphacèle consécutif des téguments.

La solution iodée ou iodo-iodurée n'a pas été la seule employée, l'acide phénique a été parmi les substances les plus recommandées, à dose de 1 à 8 pour 100. De nombreux auteurs ont préconisé l'emploi de cet agent ; citons Wagner, Levis, Roberts, Weir et plus récemment encore Bach (1) qui en recommande l'emploi. La quantité d'acide employée ne doit pas dépasser 2 grammes.

Les solutions de chloral ont été vantées par Lampugnani et Marc Sée ; l'alcool par Monod et Terrillon, le perchlorure de fer par Hauzé de L'Aulnoit, etc.

Ponsard (2), dans une thèse récente, a préconisé le traitement de l'hydrocèle par les injections d'éther iodoformé. Il en rapporte plusieurs observations suivies de succès.

Perrion (3), suivant l'exemple de Polaillon, met en

(1) *Beit. Klin. Chirurg* XIV, 3.
(2) Thèse de Paris, 1893.
(3) Thèse de Paris, 1893.

lumière les résultats obtenus par les injections de chlorure de zinc.

De nombreuses autres substances ont été vantées tour à tour. Citons l'acide chromique, la liqueur de Van Swieten (Richet et Sarrazin), le nitrate d'argent (Désormeaux, de Saint-Germain, Monod et Terrillon, Schwartz).

Tous ces procédés ont sans nul doute donné des succès à leurs auteurs. Mais le fait même de leur variété n'indique-t-il pas qu'aucun n'a pu réunir tous les suffrages, et que constamment les auteurs ont cherché un agent qui mette à l'abri des récidives.

Nous verrons en discutant la valeur des procédés la confiance qu'il faut accorder aux injections irritantes quelles qu'elles soient.

II. — MÉTHODES SANGLANTES

Les différents procédés qui rentrent dans cette catégorie ont tous pour caractéristique l'ouverture au bistouri de la tunique vaginale. Mais ils diffèrent entre eux par la manière dont les opérateurs se comportent vis-à-vis de la séreuse; les uns se contentent d'une incision pure et simple; d'autres y ajoutent une irritation mécanique ou chimique de la vaginale; d'autres enfin détruisent, d'une façon définitive par une ablation totale ou partielle, la membrane secrétante du liquide pathologique.

Ce sont ces différents détails de manuel opératoire que nous allons rapidement passer en revue.

a) *Incision de la vaginale.* — C'est là le mode de traitement le plus anciennement employé. Nous avons vu en effet que Celse, Guy de Chauliac, Ambroise Paré avaient eu recours à ce procédé qui fut repris à l'étranger par B. Bell, Richter, Dieffenbach, ceux-ci en furent les véritables promoteurs, alors qu'en France, Richerand, Boyer, Velpeau, Lisfranc, Nélaton et Chassaignac en précisaient les indications.

Tombé dans l'oubli, en raison des accidents d'infection auxquels on ne savait parer, ce procédé a été remis en honneur par Volkmann. Cet auteur, après avoir divisé les téguments les bourses suivant le grand axe de la tumeur, incise la vaginale, la débride largement, lave sa cavité avec une solution phéniquée à 3 0/0 puis suture les lèvres de la plaie opératoire en assurant un large drainage de la cavité séreuse. Un pansement antiseptique et compressif recouvre les bourses et le bassin.

b) *Excision partielle de la vaginale.* — Ce procédé, mis en valeur par Julliard, consiste, après incision de la vaginale, dans la résection de cette tunique sur la plus grande partie de son étendue. On conserve seulement une portion de la séreuse suffisante pour recouvrir le testicule. Les deux lambeaux ainsi créés sont suturés au catgut de façon à obtenir un adossement complet des feuillets viscéraux et pariétaux. Cette méthode a l'avantage de supprimer la cavité pathologique précédemment créée et de s'opposer ainsi au développement d'une nouvelle collection. Son manuel opératoire a été défendu en France par M. Reclus, mais surtout par M. le professeur Augagneur (1).

(1) Augagneur. *Traitement de l'hydrocèle par l'incision (Gazette hebdomadaire 1886).*

De l'avis des auteurs, qui l'ont préconisée, l'excision partielle de la vaginale réclame, pour obtenir un résultat heureux, la plus grande attention dans l'adossement du feuillet pariétal et du feuillet viscéral de la séreuse ; et dans une dissection minutieuse de celle-ci, le plus loin possible, de façon à en permettre une résection étendue, et d'éviter l'oubli de quelques culs-de-sac et de quelques diverticules. Nous insistons sur ce point de détail car souvent cette dissection minutieuse sera particulièrement difficile et nous verrons que l'avantage de l'inversion vaginale est d'abréger le temps de l'intervention.

c) *Excision totale de la vaginale.* — Le fait que dans l'opération précédente on notait des récidives a poussé certains auteurs à supprimer complètement le feuillet pariétal de la vaginale. C'est à Bergmann que revient le mérite d'avoir créé cette intervention. Il a été suivi dans cette voie par Tillemans et Bramann qui ont aussi attaché leur nom à ce procédé.

Après avoir largement incisé l'enveloppe séreuse du testicule, et évacué le liquide contenu dans son intérieur, on isole celle-ci de la tunique fibreuse des bourses. Il s'agit là d'une dissection fine, faite lentement et avec beaucoup de soin, de façon à ménager les éléments du cordon qui sont plus ou moins adhérents. Ce travail d'isolement doit se faire sur toute l'étendue de la vaginale pariétale et l'intervention se termine par la section de celle-ci au ras de sa réflexion sur le parenchyme testiculaire. Une suture profonde au catgut rabat la tunique fibreuse des bourses sur le testicule, mis ainsi à nu, et tapissé seulement par le revêtement viscéral de la séreuse.

Toute récidive est désormais impossible, on le comprendra facilement, et il s'agit bien véritablement là d'un procédé de cure radicale.

Mais ici, plus encore que dans l'excision partielle de Julliard, se rencontreront les difficultés de dissection que nous avons signalées plus haut, surtout au niveau de l'épididyme et des éléments du cordon, lorsqu'il s'agira de ces formes d'hydrocèle congénitale remontant haut vers l'orifice inguinal et éparpillant autour d'elle les éléments vasculaires du testicule. Ce sont les difficultés opératoires qui ont suggéré à un certain nombre d'opérateurs une intervention plus simple et plus rapide : nous voulons parler de l'inversion de la vaginale ; opération dont nous allons étudier maintenant, dans le chapitre suivant, les détails du manuel opératoire.

CHAPITRE II

MANUEL OPÉRATOIRE DE L'INVERSION DE LA VAGINALE

L'inversion de la vaginale, comme traitement de l'hydrocèle chronique, consiste principalement dans le fait d'éverser en arrière la vaginale pariétale, incisée sur la face antérieure du testicule; de telle sorte qu'une fois l'intervention terminée, la couche épithéliale de la séreuse au lieu d'être tournée du côté du parenchyme testiculaire regarde la face profonde des enveloppes des bourses. La face convexe du testicule est ainsi mise à nu; la cavité séreuse est détruite par l'incision et le retournement de ses feuillets.

Il semble que ce soit à M. Vautrin, de Nancy, que revienne l'idée première de ce retournement de la vaginale dans les cas d'hydrocèle récidivée. Dans le *Traité de pathologie et de clinique chirurgicales* de M. Gross, cet auteur fait en effet allusion à plusieurs observations de M. Vautrin dans lesquelles l'inversion de la vaginale aurait donné des résultats satisfaisants.

Mais il s'agit là d'une simple mention; le premier travail important, paru sur la question, était basé sur des observations de M. Jaboulay qui eut, dès 1893, l'idée de

procéder à la cure radicale des hydrocèles par la suppres-
sion de la cavité séreuse, au moyen du retournement des
feuillets de celle-ci autour du testicule et du cordon.
M. Bérard, dans un article paru en 1895 dans la *Province
médicale*, a groupé les observations de M. Jaboulay et
exposé les idées de cet auteur sur la valeur de ce procédé.
Les différents temps opératoires sont minutieusement
exposés dans cet article, les indications en sont précisées.
et ce travail nous servira de base dans cette étude.

Quelques mois plus tard, M. Doyen, dans les *Archives
provinciales de chirurgie*, a décrit en quelques lignes une
manière de faire analogue à celle de M. Jaboulay, et qui
peut lui être absolument comparée en dehors de quelques
très légers points de détail.

Cette intervention peut être pratiquée au moyen, soit de
l'anesthésie locale, soit de l'anesthésie générale. La rapidité de l'intervention, le peu de traumatisme nécessaire
semblent devoir rendre justiciable ce procédé de cure
radicale de l'emploi de la cocaïne.

M. Jaboulay a eu plusieurs fois recours à ce mode
d'anesthésie et nous le croyons applicable dans le plus
grand nombre des cas. Il faudra pourtant tenir compte
des difficultés opératoires prévues, de la bilatéralité ou
non de la lésion ; et, dans cette dernière circonstance,
avoir recours plutôt à l'anesthésie générale.

Quant à l'intervention proprement dite, nous allons en
préciser maintenant les différents temps.

a) *Procédé de Jaboulay.* — On doit distinguer deux
cas : ceux où l'on se trouve en présence d'une vaginale
close, c'est-à-dire d'une hydrocèle à forme ordinaire, ou

au contraire de ces formes d'hydrocèle congénitale en communication avec la grande séreuse péritonéale.

1° *Hydrocèle à vaginale fermée.* — Après désinfection des téguments, une longue incision est menée longitudinalement suivant la saillie formée par la collection liquide; cette incision est faite jusqu'à l'enveloppe fibreuse des bourses. On se trouve alors dans un tissu cellulaire lâche, au niveau duquel il est facile, avec le doigt, de rompre les faibles adhérences celluleuses qui unissent la tumeur aux parties voisines. Au travers de l'incision du scrotum on peut alors luxer au dehors le testicule avec sa vaginale distendue, comme si l'on voulait pratiquer une véritable castration. Quelques pinces hémostatiques sont rapidement placées sur les vaisseaux qui donnent du sang; mais ceux-ci sont en réalité peu nombreux, la décortication s'étant faite dans un plan de clivage dépourvu de vaisseaux volumineux.

Le deuxième temps consiste dans l'ouverture de l'enveloppe fibreuse et de la vaginale suivant un point répondant à la face antérieure du testicule. Aussi sera-t-il nécessaire, à ce moment, de bien s'être assuré de la situation exacte de la glande séminale, de façon à éviter la blessure de celle-ci par un coup de bistouri trop hardi, dans le cas où l'on se trouverait en présence d'une inversion testiculaire. Cette incision antérieure évitera en outre la blessure des vaisseaux du cordon et surtout la section du canal déférent.

Cette incision de la vaginale doit être faite sur toute la hauteur de la séreuse distendue, condition qui permettra d'en assurer beaucoup plus facilement l'inversion.

Celle-ci se fera par une sorte d'énucléation de dedans en dehors du testicule et par l'englobement de l'épididyme et du cordon par la face externe de la vaginale pariétale.

La nouvelle situation de la séreuse sera définitivement maintenue par un surjet au catgut, moyennement serré, qui maintiendra rapprochées les deux lèvres de la vaginale éversée en arrière.

Dans un troisième temps on pratiquera la réintégration de l'appareil testiculaire dans les bourses. Une suture métallique affrontera la solution de continuité du scrotum, laissant, si on le juge nécessaire, une ouverture pour le passage d'un drain. Celui-ci sera le plus souvent inutile, si les précautions antiseptiques ont été bien prises et si, surtout, une hémostase minutieuse, telle qu'on doit toujours la pratiquer dans les interventions portant sur les bourses, a empêché la formation d'un hématome qui retarderait la guérison définitive.

Nous pouvons résumer, avec M. Jaboulay, les différents temps opératoires de la manière suivante:

1° Incision longitudinale du scrotum aussi étendue que dans la cure radicale ordinaire.

2° Décortication du feuillet fibro-vaginal et de son contenu, comme si l'on voulait pratiquer une castration.

3° Incision, dans toute sa hauteur, de la vaginale décortiquée, évacuation du liquide et retournement de cette enveloppe autour de la partie inférieure du cordon et de l'épididyme. Fixation dans la nouvelle position par une suture lâche et peu étendue au catgut.

4° Réintégration des organes dans la poche scrotale, sutures cutanées à la soie ou au fil métallique. Drainage à

volonté, inutile si l'on est sûr de son aseptie, car il est
exceptionnel que l'on risque un hématome.

Pansement faisant suspensoir.

2° Hydrocèle congénitale en communication avec la grande séreuse péritonéale. — De simples modifications de détails seront apportées au procédé précédent. C'est ainsi que l'incision des bourses sera prolongée jusqu'au niveau de l'orifice inguinal. Le canal vagino-péritonéal sera lié en ce point et l'incision de la vaginale distendue permettra ce retournement tout autour du cordon.

b). *Procédé de Doyen.* — Le malade est anesthésié ; une très petite incision de 25 millimètres est pratiquée sur la partie inférieure des bourses ; par celle-ci on peut ouvrir la vaginale dont on soutient les lèvres de l'incision au moyen de deux pinces à pression continue. Le liquide s'écoule ainsi en dehors, diminuant le volume de la tumeur. On sort alors rapidement des bourses la totalité de la vaginale, qui s'énuclée sans peine de son enveloppe conjonctive lâche, y compris les testicules.

On fait hernier celui-ci au travers de l'orifice de la séreuse qui se trouve de la sorte en complète inversion. L'orifice de la vaginale est au besoin agrandi avec les doigts. Dans un dernier temps, le tout est remis en place, et quelques points de suture ou crins de Florence assurent la réunion de la petite incision cutanée. L'intervention par ce procédé ne durerait que de 3 à 5 minutes à peine. M. Doyen préfère dans ces cas avoir recours à l'anesthésie générale qu'à l'anesthésie locale.

Enfin cet auteur conseille, lorsqu'on se trouve en présence d'une hydrocèle double, de ne pratiquer l'incision du scrotum que d'un seul côté ; l'intervention, pratiquée d'abord sur le testicule correspondant, est effectuée ensuite sur celui du côté opposé, attiré au dehors, après ouverture du septum des bourses.

Comme on le voit, le procédé de M. Doyen publié postérieurement à celui de M. Jaboulay n'en diffère que par quelques points de détail. Tout d'abord la petitesse de l'incision du scrotum ; et nous avouons ne pas comprendre la parcimonie de l'incision qui complique inutilement les manœuvres. De même il nous semble difficile de pratiquer, au travers de cette étroite ouverture, ce décollement de la vaginale dont parle M. Doyen, et qui nécessite souvent une dissection minutieuse.

Combien plus compliquées encore doivent être ces manœuvres, lorsqu'il faut dilacérer le septum, pour attirer au dehors le testicule du côté opposé, dans le cas d'hydrocèle double, Et, tout cela, pour éviter quelques centimètres d'incision, dans un endroit où les tissus sont si plastiques et où les cicatrices se dissimulent à la perfection dans les plis normaux de la région.

Enfin, nous croyons aussi nécessaire d'assurer la situation définitive de la vaginale inversée au moyen du surjet de catgut employé par M. Jaboulay.

En somme nous nous rallions complètement au procédé de ce dernier auteur. C'est celui auquel on a eu recours dans les observations que nous allons maintenant rapporter, opérations pratiquées pour la plupart dans le service de M. le professeur Poncet.

Nous allons réunir les cas de cure radicale de l'hydrocèle par ce procédé ; les uns ont été publiés déjà par M. Bérard dans l'article cité plus haut ; les autres sont inédits et de dates plus récentes.

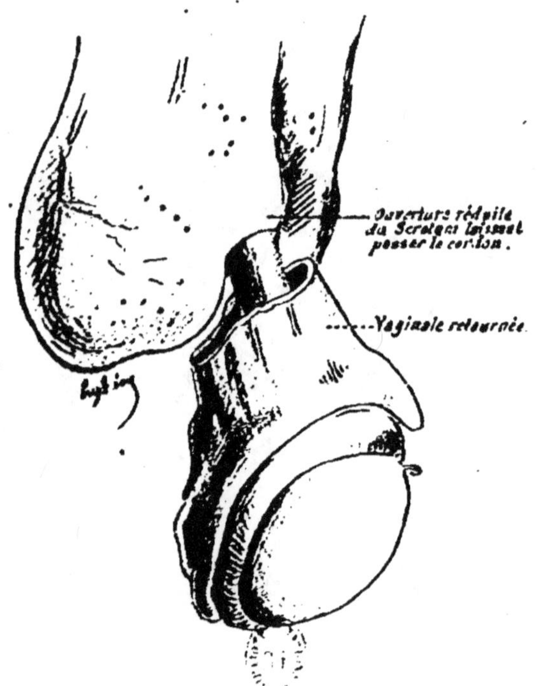

Inversion de la Vaginale (d'après Bayer)

CHAPITRE III

Observations

OBSERVATION I
Hydrocèle congénitale

Salle Saint-Augustin, B. L... 9 ans, Rien à relever dans ses antécédents.

L'enfant présente dans le scrotum gauche une grosseur rénitente en forme de poire, à queue dirigée en haut, et s'arrêtant à 1 ou 2 cent. de l'orifice inguinal externe.

Pas de réductibilité à la pression ; pas de tension à l'effort. Aucun signe de descente de l'intestin ou de l'épliploon dans la bourse gauche.

Transparence à la lumière. Le testicule possède ses réactions douloureuses normales.

C'est plus d'un an après la naissance que la mère du petit malade a constaté l'apparition de cette grosseur, mais à une époque qu'elle ne peut déterminer, et qui en tous cas remonte à la première enfance ; l'accroissement de volume s'est opéré progressivement, sans poussée ni réaction inflammatoire. Le volume a toujours été constant sans influence des attitudes, sans réduction partielle du liquide dans l'abdomen par pression du scrotum.

Malgré ces signes d'une hydrocèle fermée, M. Jaboulay, de crainte d'une communication avec le péritoine oblitéré plus ou moins par une valvule, préfère à la ponction l'incision de l'hydrocèle. Incision longitudinale du scrotum ; décortication partielle des tuniques internes avec leur contenu, comme si l'on avait affaire à un sac de hernie.

Incision longitudinale de la vaginale ; écoulement de liquide clair, séreux ; la cavité est fermée en haut par un opercule encore transparent, de date certainement récente, au-dessus duquel un léger étranglement oblitère partiellement la lumière du conduit (type de valvule de Rauconède).

Retournement de la vaginale, maintenue définitivement par par quelques points au catgut. Sutures.

Suites très simples ; malgré la suppuration de la plaie cutanée au niveau de un ou deux fils de la suture, accident qui retarde la guérison opératoire de huit ou dix jours, celle-ci est complète le dix-huitième jour, et l'enfant quitte à ce moment là l'hôpital. Aucun phénomène anormal au niveau de la plaie opératoire ; en arrière du testicule, on aperçoit un cordon un peu induré et indolore. englobant l'épididyme et le canal déférent avec ses vaisseaux.

OBSERVATION II
Hydrocèle droite récidivée.

L..., 31 ans, tapissier, entré le 31 janvier 1893. Salle Saint-Philippe. Bonne santé antérieure. La maladie actuelle remonte à trois ans. Le malade avait été atteint d'orchite double à la suite d'une blennorrhagie. Le cordon a été le siège de varicocèle antérieur, du côté droit.

Après l'orchite le malade constata que ce même testicule ne désenflait pas, bien que l'inflammation ait disparu. Depuis cette époque la tuméfaction alla grossissant peu à peu, et n'atteignit le volume qu'elle a aujourd'hui (grosseur des deux poings réunis) qu'au bout de deux ans avec des alternatives assez fréquentes de diminution et d'augmentation.

Actuellement on constate une inflammation de la bourse droite dont la peau est tendue,

La tumeur est rénitente jusqu'au niveau du canal inginal.

Pas de douleurs. Quant on fait tousser le malade, on n'éprouve point de contre-coup, au niveau de l'orifice extérieur du canal. Transparence.

Environ deux mois après le début de l'affection, le médecin, que le malade avait consulté plusieurs fois déjà, fit une ponction qui vida absolument la poche; mais quinze ou vingt jours après, l'hydrocèle avait retrouvé ses dimensions premières. M. Jaboulay, après l'anesthésie à l'éther, incise la poche, qui laisse écouler une certaine quantité de liquide jaune citrin; puis il retourne la vaginale et la suture en arrière, laissant le testicule directement sous la peau. Suites simples, le malade part guéri au bout de huit jours.

OBSERVATION III
Hydrocèle récidivée.

P.. 37 ans, entré le 17 décembre 1893. Salle Saint-Philippe. Pas de renseignements au sujet des antécédents héréditaires; cinq sœurs, dont quatre mortes, l'une toussant et crachant, l'autre de petite vérole, et les deux autres de maladies inconnues.

Pas de maladie antérieure. Bonne santé habituelle : A l'âge de 10 ans le malade s'est aperçu que son testicule droit grossissait. De 10 ans à 20 ans le testicule, a grossi progressivement. A cette époque le développement s'est arrêté et cet état s'est maintenu jusqu'à la période actuelle c'est-à-dire jusqu'au 3 novembre 1891, où l'hydrocèle a été ponctionnée dans le service du Dr Polosson.

Amélioration pendant les quinze jours qui suivent. Puis le testicule se met de nouveau à grossir et atteint ces dimensions en moins de huit jours.

État actuel. — Tumeur piriforme de la grosseur du poing, mobile dans le scrotum droit sans prolongement du côté du cordon. Consistante, rénitente, pas de fluctuation, ni de points plus durs ou ramollis. Douleur testiculaire en arrière et en bas. Transparence.

Le 31 décembre. — Incision du scrotum, incision de la paroi fibro-vaginale. Ecoulement d'un liquide séreux, légèrement citron.

Retournement de la vaginale autour du testicule laissé ainsi ainsi en dehors de ses enveloppes, directement sous la peau. Sutures, mèches de gaze iodoformée pour drainage de précaution.

Le 5 janvier 1895. — Malade quitte l'hôpital. Plaie à peu près cicatrisée, testicule indolore du volume d'un abricot.

OBSERVATION IV
Hydrocèle simple.

B... Jean-Marie, 33 ans. Instituteur. Entré le 11 janvier 1895. Sorti le 29 janvier 1895.

Antécédents héréditaires. — Deux frère et sœur vivants et bien portants. Trois morts dont un de convulsion en bas âge. Dans les antécédents personnels, on note une fluxion de poitrine à l'âge de 15 ans, et des crises hystériformes à 27 ans, ayant débuté à la suite d'une frayeur.

Vers le milieu de décembre 1894, le malade se donne un coup avec le manche d'un outil au niveau du testicule gauche. Une dizaine de jours après, il constata à ce niveau un gonflement anormal dont la bourse était le siège. En huit à dix jours la bourse augmente graduellement, atteint le volume du poing environ ; avec des alternatives d'augmentation et de diminution succédant à la fatigue ou au repos. Pas de douleurs à l'état de repos ; quelques cuisons après la marche.

Le 11 janvier. — Tuméfaction du volume d'un poing. Peau tendue, de coloration à peu près normale. La tuméfaction ne remonte pas jusqu'à l'anneau inguinal.

Pas de hernie à ce niveau.

12 janvier. — M... Anesthésié. Incision et retournement de la vaginale ; suture en ourlet en arrière.

27 janvier. — On constate, en bas et en arrière une masse indurée, angulaire et pas douloureuse, de la grosseur d'une petite noix représentant l'épididyme entourée de la vaginale. En avant, le testicule est encore augmenté de volume et présente une consistance un peu plus dure que normalement Sur la ligne suturée se sont établies des adhérences.

Le tout a un volume égal à celui d'une petite orange.

OBSERVATION V
Hydrocèle simple.

P... Joseph, 61 ans, salle Saint-Philippe, n° 16, entré le 31 janvier à l'Hôtel-Dieu. Père mort subitement d'oppression. Mère morte à la suite d'un anasarque généralisé, un frère et une sœur morts de maladie inconnue, un vivant, santé altérée.

Marié depuis vingt ans, tousse et crache. Se trouve actuellement dans un service de médecine. Pas de maladie antérieure. Blennorrhagie il y a vingt-cinq ans. Depuis trois ou quatre mois le malade tousse et crache; expectoration muco-purulente épaisse.

Le 10 janvier au matin, le malade a constaté que son testicule gauche avait enflé et avait en moins de vingt-quatre heures atteint à peu près le volume qu'il a aujourd'hui; aucune douleur du côté des testicules. Le malade affirme n'avoir fait aucun effort la veille.

Actuellement, on constate au niveau du testicule gauche, une tuméfaction considérable atteignant le volume d'un poing. La tumeur est piriforme, lisse, régulière, ne remontant pas jusqu'à l'anneau inguinal; elle est de plus rénitente, fluctuante, quoique excessivement dure, et d'un poids considérable. On sent en bas, en arrière et au dedans, une masse qui présente une encoche, mais dont la pression ne réveille pas la douleur testiculaire. Transparence générale, sauf au niveau de cette masse. A droite, le testicule a le volume d'un œuf de poule : il était plus volumineux que le gauche avant le début de l'épanchement vaginal gauche.

Quelques ganglions dans les deux aines. L'existence de l'hydrocèle, paraissant nettement en relation avec les quintes de toux et les froissements qu'elles déterminent du côté du testicule remonté brusquement à l'anneau, il semble qu'il y ait tout intérêt à supprimer la cavité vaginale si l'on ne veut s'exposer à une récidive.

31 *janvier*. — M. Curtillet, chef de clinique, après anesthésie locale à la cocaïne, incise le scrotum à gauche, puis la vaginale décortiquée, et pratique le retournement avec suture en arrière de l'épididyme. Le testicule ne semble pas être atteint de lésion, du moins actuellement en évolution. Suture. Suites simples, au bout de huit jours ; la plaie opératoire est cicatrisée. Pourtant le malade est gardé dans le service jusqu'au 20 février à cause de sa bronchite ; à l'examen qui précède son départ on reconnaît que le testicule gauche, indolore et mobile, est surmonté d'une masse allongée du volume d'un gros porte-plume. Tandis que pendant la toux, le testicule droit, qui est rétracté vers l'anneau, est le siège de douleur assez vives ; rien de pareil ne s'observe du côté gauche opéré.

OBSERVATION VI
Hydrocèle récidivée

V... François, 56 ans, revendeur, entre le 1ᵉʳ février 1893 dans le service de M. le Dᵣ Poncet, salle Saint-Philippe, pour être opéré d'une hydrocèle déjà ponctionnée un an avant et récidivée.

Rhumatisant, alcoolique, a eu à l'âge de 26 ans, une blennorrhagie avec orchite droite ; à 30 ans, a contracté la syphilis. L'hydrocèle remonte à trois ans ; au bout de deux ans, elle avait atteint le volume du poing. A ce moment, ponction et injection iodée.

Au bout de cinq mois, récidive.

Examen : dans le scrotum, à droite, épanchement limité et translucide ; sensation testiculaire en bas et en arrière. Volume d'une orange.

Du côté gauche, hernie inguinale peu considérable, facilement réductible ; antéro-épiplocèle. Anneau peu dilaté.

Le 3 février, anesthésie locale à la cocaïne. Incision des bourses à droite.

Décortication et retournement de la vaginale.

Fixation dans la nouvelle situation par quelques points de suture. Petit drain. Sutures cutanées.

Pas de suites inquiétantes : ni fièvre, ni douleur. Pourtant, au premier pansement, six jours après, œdème assez considérable du scrotum et hématome sous-cutané ; on fait sauter la suture et on écarte les lèvres en partie soudées de l'incision, caillots enlevés, lavages. Pansement à plat : réunion simple par seconde intention. Le malade part le 21 février : testicule adhérent à la cicatrice encore large. Encore un peu d'œdème superficiel. Pas de douleurs profondes. Marche facile avec un suspensoir.

OBSERVATION VII

Kyste spermatique du cordon, retournement de la vaginale

Renaud Emmanuel, 48 ans, salle Saint-Philippe.

Cultivateur. Entré le 31 janvier 1893.

Sorti le 7 février 1893.

Père mort d'affection inconnue.

Mère morte d'une tumeur abdominale.

Frères et sœurs vivants et bien portants.

Marié depuis quinze ans. Femme bien portante.

Pas d'enfant.

Le malade affirme n'avoir fait aucune maladie antérieure.

Il y a quatre ans, il commença à ressentir quelques douleurs au niveau du testicule gauche, douleurs, lancinantes revenant par accès, mais n'atteignant pas une grande intensité. Il s'aperçut quelque temps après cette époque, que son testicule gauche augmentait de volume.

Cette augmentation se continua progressivement, à mesure que disparaissaient les douleurs, jusqu'à l'heure actuelle.

Aujourd'hui on constate une tuméfaction assez considérable du testicule gauche, qui a environ triplé son volume.

La tuméfaction, absolument indolore, est piriforme, présentant une consistance intermédiaire à celle de l'hydrocèle et à celle d'une petite hernie.

Elle est rénitente et transparente.

Elle fait suite en haut au testicule sur lequel elle est implantée et entoure le cordon jusqu'au niveau du périnée. On la sent nettement lobée. En bas, on détermine chez le malade la sensation particulière au testicule : celui-ci paraît absolument normal.

1ᵉʳ février. — Incision longitudinale du scrotum.

Dissection du kyste qui ne semble développé aux dépens ni de l'épididyme, ni de l'hydatide pédiculée qu'on peut en séparer par la dissection.

Au cours de cette dernière, la vaginale dont le feuillet endothélial était adhérent sur une assez grande surface aux parois du kyste, est ouverte. Pour éviter toute rétention, on retourne la vaginale qui est fixée dans cette nouvelle position par quelques points de suture.

Réunion par première intention. Guérison obtenue au bout de cinq jours. Un peu d'emphysème le long du cordon au quatrième jour, résorbé rapidement.

Le malade, avant de quitter Lyon, vient se présenter dans le service : l'emphysème s'est résorbé, la cicatrisation définitive. Un petit cordon fibreux relie en avant le testicule au scrotum. En arrière le long du cordon, reste toujours la masse fibreuse cylindrique à peu près indolore.

OBSERVATION VIII
Hydrocèle gauche

S... Jean, 31 ans (Salle Saint-Philippe), cultivateur. Entré le 5 juin 1896. Pas d'antécédents héréditaires. Père et mère actuellement vivants, bien portants. Pas d'antécédents personnels. Ni traumatisme sur les bourses, ni blennorrhagie, ni orchite, ni syphilis, ni excès vénériens.

L'affection pour laquelle ce malade entre à l'hôpital remonte à un mois et demi environ.

A cette époque, sans cause appréciable, il remarque que le testicule gauche était un peu plus dur et plus volumineux. Il grossit peu à peu et en quinze jours, c'est-à-dire il y a un mois, il acquit le volume actuel, sans donner lieu à aucun phénomène subjectif ou fonctionnel.

Actuellement le scrotum gauche est distendu par une tumeur en bissac s'étendant du fond du scrotum à l'anneau inguinal. On y perçoit de la fluctuation, mais le liquide y est contenu sous forte pression, et on ne peut même en déprimant fortement ses parois percevoir la forme du testicule. La pression profonde est douloureuse en haut et en arrière où elle réveille la douleur testiculaire. La tumeur est transparente à la lumière, mais moins qu'une hydrocèle ordinaire.

La peau a un aspect eczémateux dû aux nombreuses pommades et topiques que le malade s'est appliqués. Petits ganglions inguinaux bilatéraux.

Le malade a peu d'antécédents bacillaires. Pas d'adénite dans l'enfance, pas de rachitisme, pas de tendance aux bronchites. Il aurait eu, il y a quelques années, un abcès d'origine ganglionnaire cervical qui se serait terminé spontanément par résolution.

La prostate est un peu étalée et bosselée sans hypertrophie notable. Vésicules indemnes. Rien aux poumons.

E. Barral.

Opération (10 juin). — Incision des bourses, face antérieure. Ouverture de la vaginale. Excision d'une partie de la vaginale. Retournement de la collerette. Fixation par quelques points au catgut. Drainage.

15 *juin*. — Un peu de suppuration. On débride un peu à la partie inférieure.

Le malade sort guéri.

OBSERVATION IX
Hydrocèle récidivée

D..., garçon de recettes, sans antécédents personnels ni héréditaires, entre à l'Hôtel-Dieu pour une hydrocèle développée au niveau du testicule gauche.

Au mois de juin dernier, il s'aperçut que son testicule, déjà plus volumineux depuis quelque temps, prenait un volume exagéré. Ce développement de la tumeur ne s'accompagnait d'aucune douleur, occasionnant simplement un peu de gêne fonctionnelle.

Entré à l'hôpital au mois d'août, il subit une ponction avec injection iodée. La guérison parut complète pendant près de deux mois; mais au bout de ce temps, la tumeur reparut peu à peu; et de nouveau le malade dut s'hospitaliser, le 25 octobre dernier, dans le service de M. le professeur Poncet.

On constate à son entrée une récidive manifeste de l'hydrocèle; une nouvelle intervention est jugée nécessaire, et l'on conclut à l'utilité de pratiquer le retournement de la vaginale.

Cette opération est faite suivant le manuel opératoire ordinaire.

Le malade sort de l'hôpital guéri, dix-sept jours après son entrée, portant simplement un suspensoir.

Nous devons à l'obligeance de M. le Dr Chatelus des renseignements sur ce qu'est devenu ce malade. Actuellement, testicule de volume normal; pas trace de récidive; le malade vaque sans fatigue à toutes ses occupations.

OBSERVATION X

Due à l'obligeance du docteur Villard

X... 22 ans. Entré à l'Hotel-Dieu en août 1896, salle Saint-Philippe, dans le service de M. le professeur Poncet, pour hydrocèle congénitale développée du côté gauche.

La tumeur remonte à un an, c'est-à-dire que c'est seulement depuis cette époque que le malade s'est aperçu qu'une tumeur se développait dans ses bourses. Il aurait pourtant remarqué antérieurement que le testicule gauche était un petit peu plus gros que le droit.

Il s'agit là indubitablement d'une hydrocèle caractérisée par de la fluctuation, de la transparence, et un prolongement du cordon.

M. Villard pratique, sous anesthésie à l'éther, la cure radicale par retournement de la vaginale.

Longue incision sur la face antérieure de la moitié gauche du scrotum. L'hydrocèle et le testicule, accolés, sont luxés au dehors, sans dissection préalable de la tunique fibreuse. Incision de la collection sur la face antérieure de la tumeur. On pratique une résection partielle de la poche dont la paroi est bubérante ; on retourne ensuite la collerette vaginale persistante autour de l'épididyme et de la racine du cordon ; la vaginale est ainsi fixée en place par un surjet lâche au catgut. Réintégration dans les bourses de la masse luxée en dehors. Sutures superficielles au fil métallique.

Réunion par première intention. Le malade sort 12 jours après son entrée en portant un suspensoir.

OBSERVATION XI

Due à l'obligeance de M. le professeur Poncet.

Inversion de la vaginale droite pour vieille hydrocèle. Guérison définitive constatée un an après l'opération, par MM. Poncet et Pollosson.

Le 23 novembre 1895 M. Poncet pratiqua, à l'institut St-Louis, l'inversion de la vaginale chez un jeune homme de 20 ans, porteur d'une hydrocèle droite datant de huit ans, et consécutive à un traumatisme des bourses pendant un exercice aux barres parallèles.

La tumeur a le volume d'un gros poing ; elle paraît liquide mais elle n'est pas translucide.

23 novembre. — Incision du scrotum et de la vaginale sans anesthésie. Issue de trois quarts de verre d'une sérosité foncée. La vaginale pariétale est en certains points cloisonnée, irrégulière ; elle mesure trois ou quatre millimètres d'épaisseur. La vaginale testiculaire est de coloration gris blanchâtre, épaissie par plaques qui, elles, offrent une teinte gris rosé. Il s'agit d'une hydrocèle symptomatique, d'une pachyvaginalite d'origine traumatique. Inversion de la vaginale. Suites très simples. Le malade quitte la maison de santé le 3 décembre. Au mois d'octobre 1896 il a été revu par MM. Poncet et Pollosson qui ont constaté sa complète guérison.

CHAPITRE IV

INDICATIONS OPÉRATOIRES

L'examen des observations précédentes vous fait voir combien l'intervention que nous préconisons a été bénigne et combien les résultats en ont été satifaisants,

Il nous semble qu'il s'agisse là d'une véritable méthode de choix parmi les interventions sanglantes de cure radicale de l'hydrocèle. Si nous laissons momentanément de côté l'étude de la valeur comparative des ponctions suivies d'injections irritantes et des opérations au bistouri dans le traitement de la vaginalite séreuse chronique, nous allons nous efforcer de démontrer que l'inversion de la vaginale est une méthode d'une exécution facile et vraiment radicale de la maladie.

Si on étudie les résultats fournis par l'incision simple de la séreuse, suivant le procédé de Volkmann ou celui d'excision partielle de la vaginale de Julliard on voit qu'il existe un certain nombre de récidives. 4 % 100 des cas suivant Windling, 1 % seulement suivant Nimlé.

Le procédé de Bergmann qui consiste, comme nous l'avons vu, dans l'excision totale de la séreuse, est véritablement, lui, un procédé radical, et seul il pourrait être mis en parallèle avec la méthode de l'inversion. Car, dans les deux cas, la cavité séreuse est complètement supprimée, et toute reproduction d'une collection liquide est rendue définitivement impossible. On a reproché à ces méthodes de compromettre la fonction testiculaire, en modifiant ou en supprimant les échanges nutritifs qui se font au niveau de la séreuse. Ce sont là des vues théoriques. En réalité qu'on intervienne par telle ou telle méthode, on détruit toujours la cavité séreuse en produisant l'accolement des feuillets, soit par une irritation opératoire, soit par l'action de substances chimiques,

D'autre part, l'examen attentif de l'avenir des malades ayant subi l'opération de Bergman, ou celle du retournement de la vaginale, démontre l'intégrité de la fonction génitale.

Donc le fait que le testicule n'est pas plus compromis par l'une ou l'autre des différentes méthodes de cure radicale sanglante et que les opérations d'incision ou d'excision partielle de la vaginale ne mettent pas définitivement à l'abri des récidives, semble donc de voir circonscrire l'étude du meilleur procédé opératoire entre l'excision totale de Bergman ou le retournement tel que nous l'avons décrit.

L'opération de Bergman, pour être menée à bien, demande une dissection très fine de l'enveloppe vaginale. Il faudra, en effet, éviter de blesser les vaisseaux nourriciers du testicule, ménager avec soin le canal déférent qui sera toujours plus ou moins adhérent. Ce travail sera difficile et sera long.

La difficulté de la dissection relèvera tout d'abord des

rapports anatomiques normaux, mais surtout du fait que l'indication de pratiquer une cure radicale relèvera de certaines hydrocèles spéciales. C'est ainsi qu'on interviendra surtout dans les cas d'hydrocèle congénitale, et alors la dissection devra être prolongée haut vers l'anneau inguinal ; les éléments du cordon seront éparpillés tout autour de la tumeur, l'intervention nécessitera une attention très soutenue. Dans d'autres cas, on interviendra sur une vaginale plus ou moins enflammée ; il s'agira d'une récidive d'hydrocèle, traitée antérieurement par les injections irritantes ; et alors, l'inflammation, propagée à la périphérie de la poche liquide, aura créé des adhérences plus ou moins solides qui uniront à la vaginale, d'une façon intime, les éléments vasculaires et excréteurs du testicule. Ici encore, les difficultés de dissection seront considérablement accrues.

Toutes ces conditions prolongeront l'acte opératoire, le travail de décollement favorisera la production d'hémorrhagie en nappe et d'hématome, lent à se résorber, et susceptible de suppurer, si la moindre faute opératoire a été commise au cours de l'intervention. Ces fautes opératoires, seront d'autant plus facilement réalisées, qu'on aura mis plus de temps à tout terminer.

Dans le procédé de l'inversion de la vaginale, aucun de ces accidents n'est à redouter. Pas de dissection difficile à pratiquer, le testicule et ses enveloppes immédiates sont luxés rapidement au dehors ; une simple incision sur la face antérieure de la tumeur permet d'évacuer le liquide, et de retourner les enveloppes fibreuse et séreuse accolées, sans qu'à aucun moment une dissection quelconque soit nécessaire, et que, par conséquent, on risque d'intéresser les éléments du cordon.

Pour la durée de l'intervention, quelques minutes suffisent ; les chances d'infection sont réduites au minimum, ainsi que celles d'hémorrhagie et d'hématome.

En résumé, le retournement de la vaginale, donnant des résultats éloignés aussi parfaits que la méthode de l'excision totale de Bergmann, nous semble devoir lui être préférée, en raison de la simplicité de son manuel opératoire et de la rapidité de son exécution.

Voyons maintenant ce qu'il faut penser de cette méthode comparée à la ponction suivie d'injection iodée. La ponction avec injection iodée est une méthode par-dessus tout simple et facile. Elle est à la portée de tout le monde ; et, avec quelques précautions, elle est exempte de dangers graves. Dans un très grand nombre de cas, son emploi est couronné de succès ; les récidives sont rares, et ceci nous permet de comprendre la persistance de son succès auprès d'un très grand nombre de chirurgiens.

Lorsque nous disons que les récidives sont rares, nous reproduisons l'opinion de Gosselin, de Martin, pour lesquels celles-ci seraient de 2 à 6 pour 100. Il est vrai de dire pourtant que pour Billroth et Wendling elles atteindraient les proportions de 15,7 pour 100 ; et même pour Langenbeck elles seraient encore plus nombreuses.

On voit donc qu'il ne s'agit pas là à proprement parler d'une opération radicale. On note des insuccès et nos observations en sont la preuve, la plupart ayant trait à la cure radicale d'hydrocèles récidivées. Ajoutons, qu'à la suite de ponctions mal faites, on a pu noter des accidents de sphacèle des bourses ; mais ces faits relèvent plutôt de la maladresse de l'opérateur que d'un défaut de la méthode. Nous ne pensons pas, malgré les quelques reproches que nous venons de formuler à l'égard de l'injection iodée, que l'on doive abandonner complètement ce procédé. En dehors de certains cas particuliers, étant donné le grand nombre de guérisons obtenues, nous croyons qu'il faudra tout d'abord avoir recours à lui. Lorsqu'on aura échoué une première fois, il sera temps de recourir au procédé radical de retournement de la vaginale qui assurera une guérison définitive.

Nous arrivons donc naturellement à formuler *les indications* de l'inversion de la vaginale.

Cette méthode devra être employée d'emblée à l'exclusion des autres procédés toutes les fois qu'on se trouvera en présence d'hydrocèle congénitale ; et ceci pour les raisons suivantes : d'abord, les chances de récidive qu'offriraient la méthode de l'injection iodée, étant donné que souvent il existera des diverticules de la séreuse où l'injection ne pénétrerait peut-être pas ; d'autre part, les dangers fournis par la possibilité d'une communication avec la séreuse péritonéale.

Il faudra rejeter de même les autres procédés de cure radicale sanglante à cause de la difficulté de leur exécution, point sur lequel nous avons insisté précédemment.

Plus formelles encore seront les indications du retournement de la vaginale dans les cas d'hydrocèle avec hernie congénitale concomitante, l'intervention permettant d'agir à la fois sur le sac herniaire et sur la poche kystique.

Une seconde indication du procédé sera fournie par les hydrocèles anciennes à parois épaisses, à tendances transformatrices vers l'hématocèle. Dans ces cas en effet l'expérience démontre l'insuccès de la ponction. Il faudra avoir recours d'emblée au retournement qui seul assurera une guérison rapide et enrayera le processus morbide.

Les cas précédents sont des indications d'emblée de notre procédé.

Dans une dernière catégorie, il sera indiqué toutes les fois que les autres méthodes auront échoué. Il sera la ressource suprême dans les cas d'insuccès fournis par les injections irritantes et les méthodes d'incision ou d'excision partielle de la vaginale.

En résumé les indications de la méthode sont les suivantes : les hydrocèles congénitales, les hydro-hématocèles et les hydrocèles récidivées.

CONCLUSIONS

1° La pratique de l'antisepsie a considérablement étendu les indications opératoires des procédés dits de cure radicale de l'hydrocèle.

2° Si l'emploi de l'injection iodée doit être conservé dans les cas simples, il faudra souvent avoir recours à une méthode radicale sanglante.

3° Suivant l'opinion de M. le professeur Poncet, l'inversion ou le retournement de la vaginale tel que l'ont conseillé MM. Jaboulay et Doyen, et comme nous l'avons vu pratiquer à la clinique chirurgicale par MM. Curtillet et Villard, sera une méthode de choix, en raison de la simplicité de son manuel opératoire, de sa facile exécution et de l'absence d'accidents consécutifs.

Notre travail repose sur onze observations qui ont donné onze guérisons. Ces guérisons remontent à plusieurs mois et à plusieurs années.

4° Ces indications relèveront de tous les cas d'hydrocèle congénitale (avec ou sans hernie concomitante, des hydrocèles à paroi épaisses avec tendance à la transformation en hémotocèle ; enfin des cas de récidive après l'emploi des autres méthodes.

L'intégrité de la fonction testiculaire, l'absence de récidive à longue échéance justifient de l'excellence de ce procédé